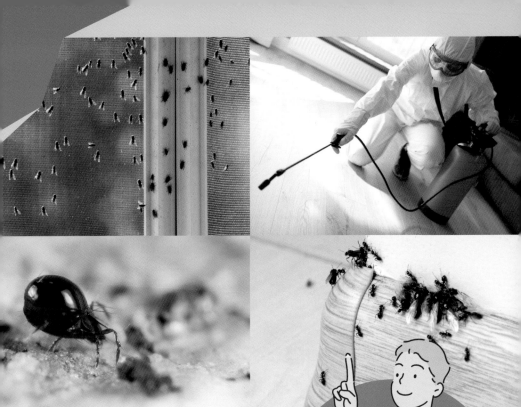

五南圖書出版公司 印行

居家環境
有害生物圖說

唐政綱、施昌良、唐立正、
台中市病媒防治商業同業公會　著

台中市病媒防治商業同業公會序

　　台中市病媒防治商業同業公會成立於 87 年 7 月 31 日，至今屆時 25 載。會員主要為病媒防治業，指從事蟲、蟎、鼠等病媒害蟲防治及殺菌消毒之相關業者。會員應向當地主管機關（環保局）申請，取得病媒防治業許可執照後始得營業。會員服務對象包括醫院、飯店、百貨公司、速食店、餐廳、工廠、倉庫、圖書館、幼稚園、學校、貨櫃、社區、住家、古蹟、食品廠、遊樂場等，是社會維護環境衛生、防治病媒害蟲、消毒防疫避免傳染病發生之不可或缺的執行者。

　　本公會是一聯合會員致力防止病媒傳播疾病、解決危害及困擾人類之蟲害的組織。主要目標是透過各種專業領域的專家研究、教育和推廣有關病媒防治的知識、技術及服務的精神。從成立至今，經歷了九二一大地震、桃芝颱風肆虐南投地區造成嚴重土石流，本會立即發起會員對災區進行防疫消毒工作，有錢出錢、有力出力，克服當地惡劣地形及環境，先後於南投及台中等地進行災區義務性防疫消毒工作，充分表現出會員無我無私、積極奉獻的精神，展現出同胞愛、使命感及防疫的專業素養。

在人才培育上，配合環境部國家環境研究院之病媒防治噴藥人員培訓政策，每年均不定期開班。更爲了強化會員病媒防治之本職學能，也舉辦多場新知課程。近幾年發生新冠疫情，在防疫的考量下，辦理多場施藥人員訓練班，培訓出很多病媒防治施藥人員投入疫情控制的行列中。在會員的情感交流上，藉由會員辛勤工作之餘，每年都精心籌辦多場戶外旅遊聯誼活動，除了增進會員情感，更能分享工作心得與成果，會員間互相關心愛護，和樂融融。

　　本會在盧義鼎、吳瑞德、羅遠洲及曾國政等歷屆理事長的傳承領導下，以及理監事們本著無私奉獻的精神，使本會逐漸茁壯，會員數從 35 家增至 68 家。本會承蒙抬愛能與唐立正教授及唐政綱教授共同出刊，備感榮幸，期望此書籍能帶給會員及民眾對常見居家害物更深入之認識。

台中市病媒防治商業同業公會

第九屆理事長　*張志鵬*　暨全體理監事

前言

唐政綱　施昌良　唐立正

　　近年來台灣因爲氣候變遷及地球暖化，因此環境也變得有些異常，因此環境裡面以及居家中發生的害蟲種類也就越來越多，在日常生活品質上造成相當的困擾。這些害蟲有些是在室內滋生，有些是在室外環境繁殖後入侵到室內。室內滋生如蟑螂、蛾蚋、螞蟻、斑蚊、黃果蠅及蚤蠅等；室外入侵如肉蠅、大頭金蠅、白蟻及老鼠等。往往造成生活上的困擾以及環境衛生問題影響人類的生活品質，甚至於媒介一些人體的病害以及寵物的疾病如登革熱、日本腦炎、漢他病毒及犬心絲蟲等疾病病原，必要的時候還需要病媒防治業 PCO 來協助進行防除作業，本圖說爲一工具手冊提供業者與客戶解說參考用。

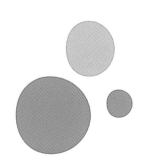
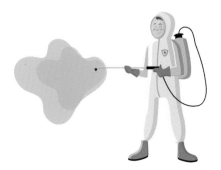

MEMO

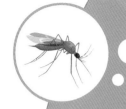

目　錄

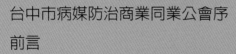

台中市病媒防治商業同業公會序

前言

蚊子 2

蒼蠅 18

蟑螂 30

蛾蚋 42

椿象 44

臭蟲 46

隱翅蟲 48

衣魚 50

嚙蟲 52

蕈蚋 54

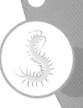
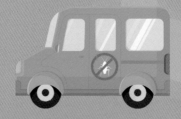

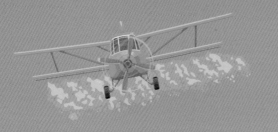
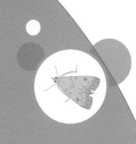

縮頸姬薪蟲 56

跳蟲 58

蜈蚣、蚰蜒 60

磚紅厚甲馬陸 62

衣蛾 64

蚋 66

貓蚤 68

塵蟎 70

螞蟻 72

搖蚊 82

積穀害蟲 84

白蟻 98

老鼠 108

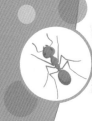

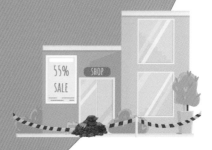

中　名	熱帶家蚊
學　名	*Culex quinqufasiatus*
分類地位	雙翅目　蚊科
生活習性	棲息於屋內陰暗處，屋外水溝旁之草叢中，一般為夜間活動取食吸血。卵呈卵筏狀，幼蟲稱孑孓、用尾端呼吸管呼吸。
生活史	完全變態 卵：2-3 天 幼蟲：10-14 天 蛹：2 天 成蟲：1-2 個月
危　害	人及鳥類為主要吸血源，血絲蟲之病媒。

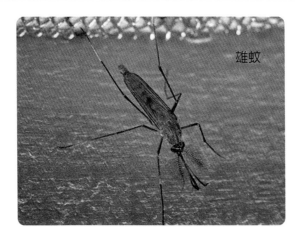

雄蚊

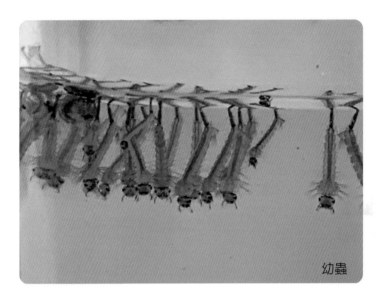

幼蟲

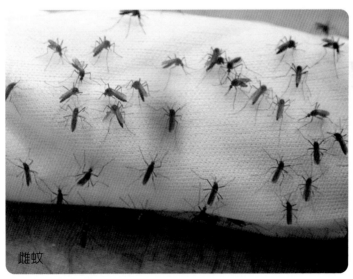

雌蚊

中　　名	地下家蚊
學　　名	*Culex pipiens molestus* Forskål
分類地位	雙翅目　蚊科
生活習性	與熱帶家蚊形態相近，分類上與熱帶家蚊為同種之不同亞種，為近年侵入台灣的外來種。 主要滋生於大樓地下室，由於產於溫帶，台灣冬天亦甚活躍，目前已成為都市大樓常見之蚊蟲。 本種蚊蟲主要之特性為具有自育性（autogeny），即成蟲羽化後可不必吸血，即可產第一次的卵，但第二次以後仍須吸血才能產卵。 此外，因其長年生活於地下室、地下鐵等環境，不受光週期之影響，故一年四季均可發現其蹤跡。
生 活 史	完全變態 卵：2 天 幼蟲：5-7 天 蛹：2-3 天 成蟲：7 天
危　　害	夜晚吸血。

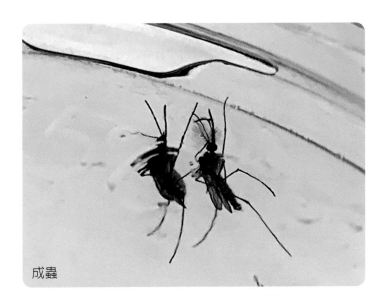

成蟲

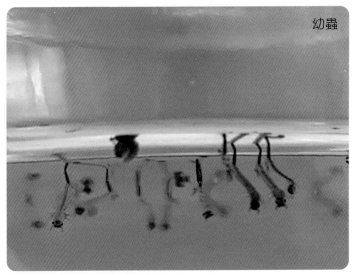

幼蟲

中　　名	三斑家蚊 環紋家蚊	
學　　名	*Culex tritaeniorhynchus* *Culex annulus* Theobald	
分類地位	雙翅目　蚊科	
生活習性	幼蟲滋生於水田、水窟、小溪溝等處。台灣北部以三斑家蚊較多，中南部則以環紋家蚊較多。吸血對牛以清晨三時為高峰，對人、豬夜晚九點為高峰。卵呈卵筏狀。	
生 活 史	完全變態 卵：2 天 幼蟲：5 天 蛹：2-3 天 成蟲：7 天	
危　　害	晚上吸血，國內日本腦炎之主要病媒。	

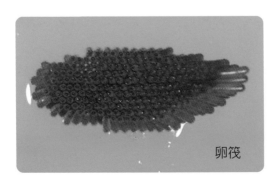

卵筏

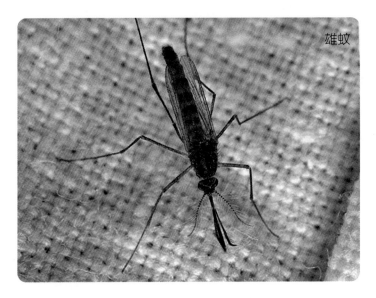

雄蚊

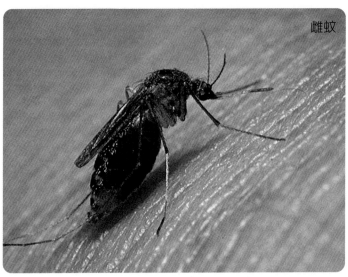

雌蚊

中　　名	白線斑蚊
學　　名	*Aedes albopictus* Skuse
分類地位	雙翅目　蚊科
生活習性	分布於全台，發育零點：為 11℃。棲息地：室外人工積水容器水缸、廢輪胎花器、水盆、儲水槽、樹洞、竹筒。
生活史	完全變態 卵：2 天 幼蟲：5-6 天 蛹：1-2 天 成蟲：3-7 天
危　　害	白天吸血，上午九至十點及午後四、五點。

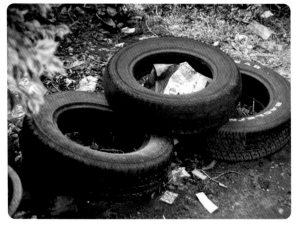

棲息地

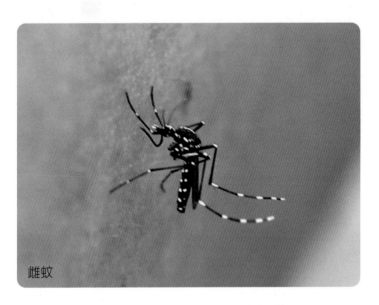

雌蚊

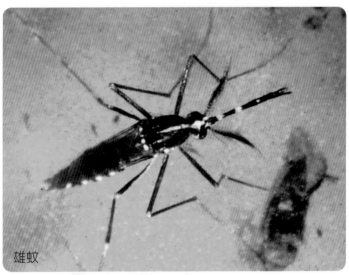

雄蚊

中　　名	白腹叢蚊
學　　名	*Armigera subalbatus*
分類地位	雙翅目　蚊科
生活習性	幼蟲主要滋生於化糞池、尿桶，成蟲日間亦活動，傍晚為最高峰，乃重要之騷擾性蚊蟲。卵單粒產於水面上，孵化為幼蟲，幼蟲呼吸管短，呼吸管口寬闊，受驚動而游動時，初為淺（S）形狀，接著尾部擺動激烈。成蟲大型，體長約 7.5 公釐。
生 活 史	完全變態 卵：2 天 幼蟲：7-10 天 蛹：2 天 成蟲：7-10 天
危　　害	白天吸血，傍晚為最高峰，重要之騷擾性蚊蟲。

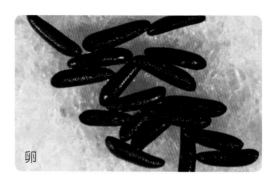

卵

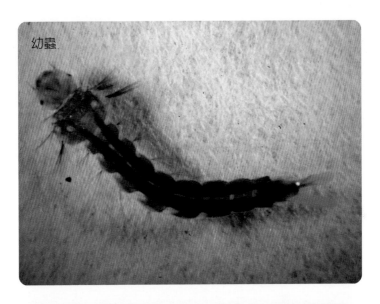

幼蟲

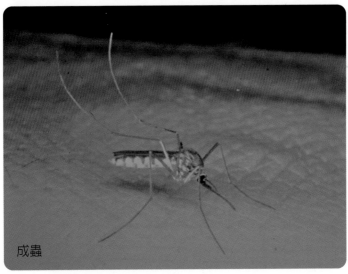

成蟲

中　　名	中華瘧蚊
學　　名	*Anopheles sinensis*
分類地位	雙翅目　蚊科
生活習性	卵均具浮囊，散生於水面。水田為其重要滋生地。 成蚊自日落後即可開始吸血，整夜均可吸血，而以夜晚九時至午夜達最高峰。主要吸血源為水牛，亦可叮人，成蟲喜棲息於牛舍。
生　活　史	完全變態 卵：2-3 週 幼蟲：5-14 天 蛹：5 天 成蟲：14 天
危　　害	夜晚吸血。

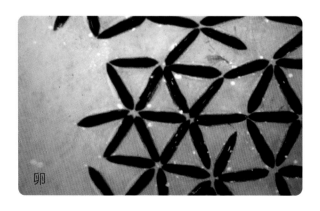

卵

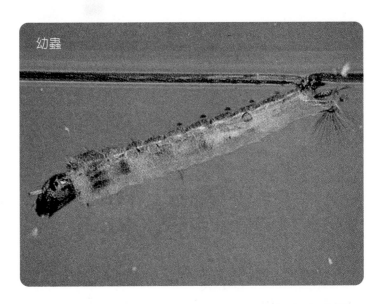

幼蟲

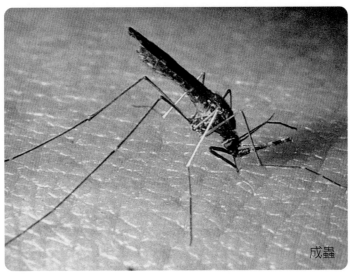

成蟲

中　　　名	埃及斑蚊
學　　　名	*Aedes aegypti* L.
分類地位	雙翅目　斑蚊科
生活習性	棲息於室內清潔的積水容器，分布於台灣南部（高雄市、台南市及屏東縣部分鄉鎮）、台東市與澎湖縣。卵產於容器近水邊緣。
生 活 史	完全變態 卵：2 天 幼蟲：5-6 天 蛹：1-2 天 成蟲：3-7 天
危　　　害	白天吸血，傳播登革熱屈公病。

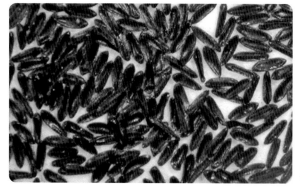

卵

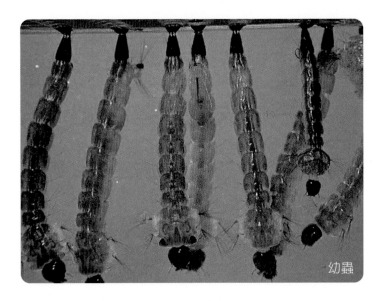

幼蟲

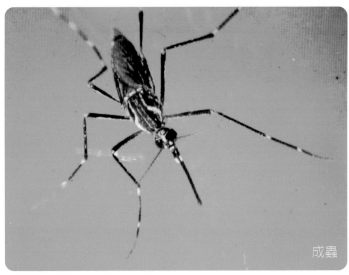

成蟲

中　　名	台灣鋏蠓
學　　名	*Forcipomyia* (Lasiohelea) *taiwana*
分類地位	雙翅目　蠓科
生活習性	成蟲棲息在戶外，主要如竹林、灌木叢、雜草叢、果園、蔗園、茶園、檳榔園邊緣。全台山腳地帶有小黑蚊分布，幼蟲滋生於樹林內及半遮蔭處有藍綠藻土。
生 活 史	完全變態 卵：3-4 天 幼蟲：7 天 蛹：5-7 天 成蟲：1 週
危　　害	該蟲之成蟲於日間活動，雌蟲嗜吸人血。由於個體微小，危害人體裸露之部位，如臉、脖子、手及腳部，尤其喜歡小腿部位，被叮咬的部位會產生癢痛，同時出現紅腫。

雌蟲

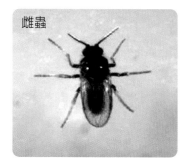

吸血雌蟲

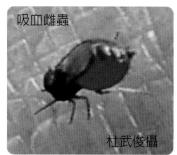

杜武俊攝

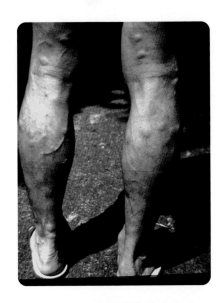

成蟲危害狀

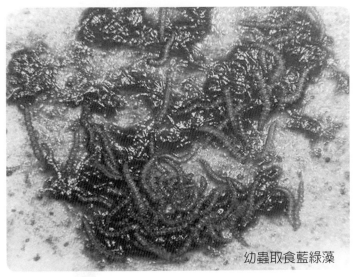

幼蟲取食藍綠藻

中　　名	普通家蠅
學　　名	*Musca domestica* L.
分類地位	雙翅目　家蠅科
生活習性	幼蟲滋生源：垃圾堆、糞坑、廁所、畜舍。 成蟲棲所：市場、廚房、餐廳小吃攤。
生 活 史	完全變態 卵：1-2 天 幼蟲：5-7 天 蛹：5-6 天 成蟲：7-14 天
危　　害	白天活動。

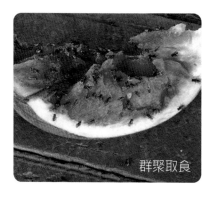

群聚取食

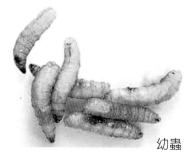

幼蟲

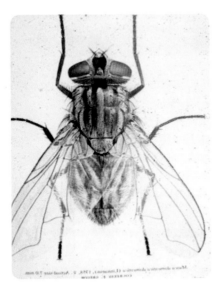

成蟲胸部背板四條線

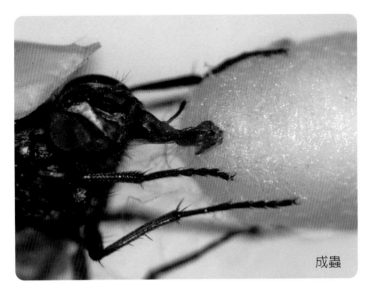

成蟲

中　　名	廄刺蠅
學　　名	*Stomoxys calcitrans* L.
分類地位	雙翅目　家蠅科
生活習性	幼蟲滋生於牛、豬、雞糞處，秋季氣溫下降後棲息在向陽的牛棚上。雌蠅多在黃昏產卵，白天很少產卵。幼蟲滋生於腐植質和雞糞中，老熟幼蟲入土化蛹。
生活史	完全變態 卵：3-4 天 幼蟲：20-30 天 蛹：3-6 天 成蟲：1-2 個月
危　　害	白天吸血，成蟲叮吸牛、豬等家畜之血；也會吸食人血。

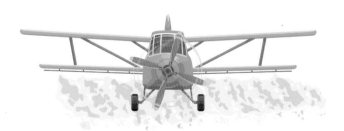

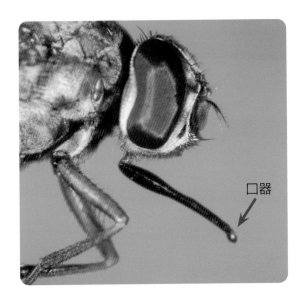

口器

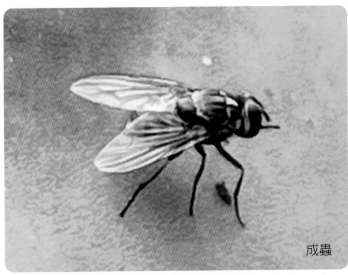

成蟲

中　　名	大頭金蠅
學　　名	*Chrysomyia megacephala*
分類地位	雙翅目　麗蠅科
生活習性	喜食瓜果、腥臭物及糞便、植物性及動物性腐敗食物豬肝等，重要清道夫。
生活史	完全變態 卵：74 小時 幼蟲：4.4 天 蛹：3.9 天 成蟲：33-40 天
危　　害	白天活動。

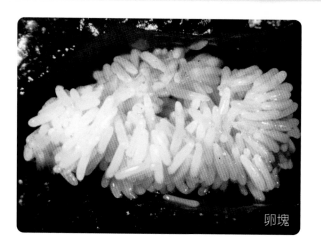

卵塊

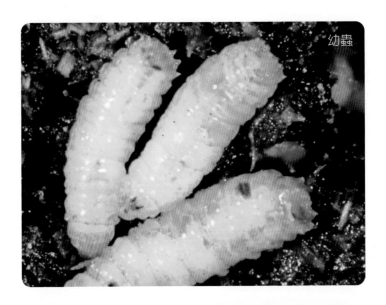

幼蟲

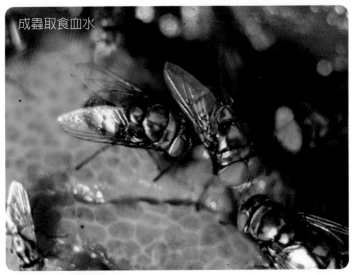

成蟲取食血水

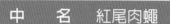

中　　名	紅尾肉蠅
學　　名	*Parasarcophaga crassipalpis* Macquare
分類地位	雙翅目　肉蠅科
生活習性	通常在都市可發現於屋內。行胎生幼蟲，雌蠅每次產 30-60 隻幼蟲於肉類、動物排泄物或屍體上。幼蟲經 3-4 天即天可發育達三齡、變蛹，10 天羽化為成蟲。
生 活 史	完全變態 卵：胎生 幼蟲：4-5 天 蛹：5-6 天 成蟲：7 天
危　　害	白天活動。

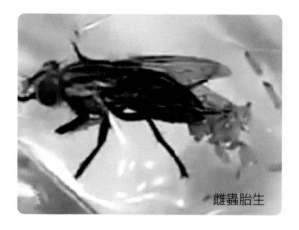

雌蟲胎生

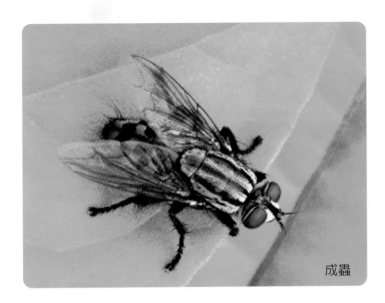

成蟲

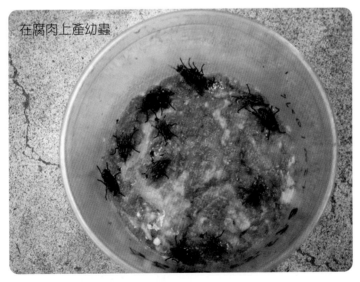

在腐肉上產幼蟲

中　名	黃果蠅
學　名	*Drosophila melanogaster* Meigen
分類地位	雙翅目　果蠅科
生活習性	雌成蟲羽化後第3-4日時開始產卵，喜發酵有機物，將500個以上的卵產於爛熟的果實、酒粕、糠味噌等處，幼蟲發育比家蠅更快，在25℃溫度的條件下，由卵到成蟲約10日內完成。
生 活 史	完全變態 卵：2天 幼蟲：4-5天 蛹：5天 成蟲：7-15天
危　害	白天活動。

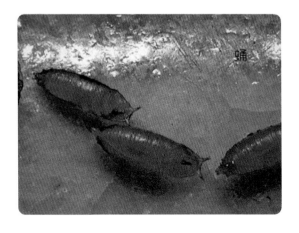

蛹

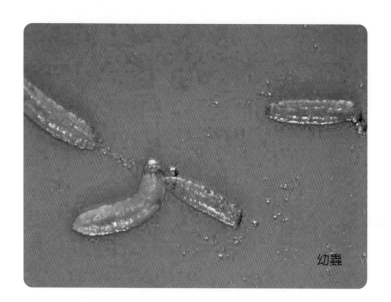

幼蟲

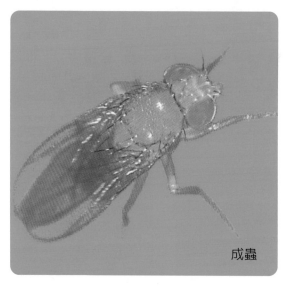

成蟲

中　　名	蚤蠅
學　　名	*Megaselia scalaris*
分類地位	雙翅目　蚤蠅科
生活習性	一般多群集於腐爛的動、植物有機物質上，成蠅善飛，幼蟲主要滋生於潮溼腐爛的有機質上，並以此為食物。幼蟲亦可滋生於垂直的排水管、排水溝、浴室、廚房、垃圾桶、廚餘桶、管道間、地下室等處所。
生 活 史	完全變態 卵：1 天 幼蟲：3-5 天 蛹：6-7 天 成蟲：4-14 天
危　　害	曾經被發現於安養院病患的傷口上，可能滋生於爛瘡而形成蠅蛆症（myiasis）。食品工廠、餐廳、飯店最需加強防治。

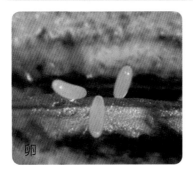

卵

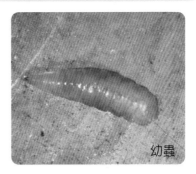

幼蟲

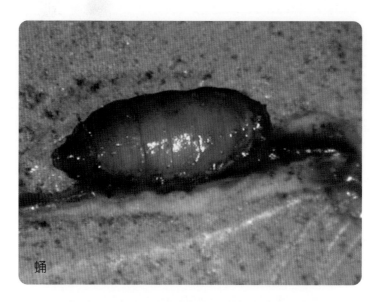

蛹

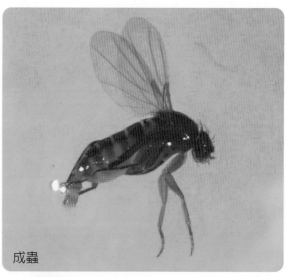

成蟲

中　　名	美洲蟑螂
學　　名	*Periplaneta americana*
分類地位	蜚蠊目　蜚蠊科
生活習性	蟑螂多聚集於陰暗潮溼棲所，以德國蜚蠊及美洲蜚蠊為例，都會在其蟲體或排遺之糞便上分泌聚集費洛蒙，造成蟑螂的群居行為，喜油脂、乳酪、糕餅食物。
生 活 史	漸進變態 卵：30 天 若蟲：300 天 成蟲：平均 450 天
危　　害	夜晚活動。

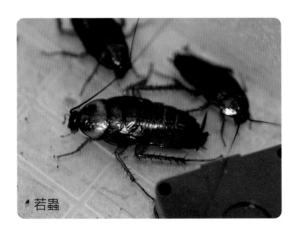

◢ 若蟲

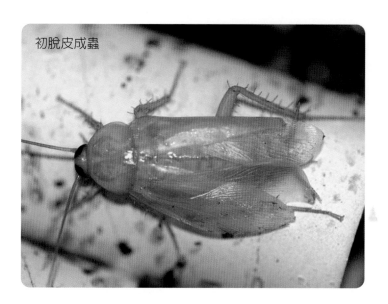

初脫皮成蟲

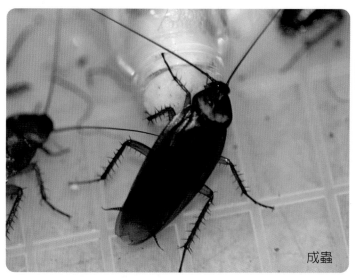

成蟲

中　　名	德國蟑螂
學　　名	*Blattlla germanic*
分類地位	蜚蠊目　蜚蠊科
生活習性	又稱茶翅蟑螂或俄國蟑螂，分布於全世界，為建築物內、飲食店內、旅館、船舶等最常見之一種蟑螂。
生　活　史	漸進變態 卵：15-30 天 若蟲：30-60 天 成蟲：100-200 天
危　　害	夜晚活動，通常均出現於旅館、飲食店等公共場所及公共汽車、火車等交通工具。

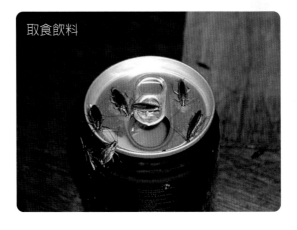

取食飲料

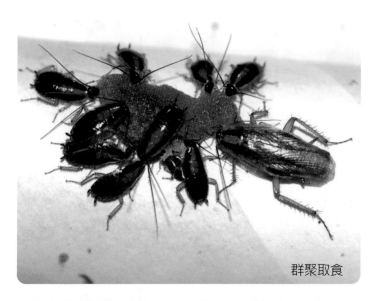

群聚取食

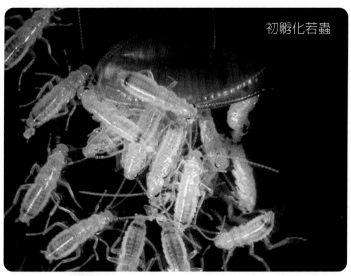

初孵化若蟲

中　　名	灰色蟑螂
學　　名	*Nauphoeta cinerea* Olivier
分類地位	蜚蠊目　蜚蠊科
生活習性	聚集於陰暗潮溼棲所，前胸板花紋似龍蝦。本種在熱帶地區較普遍，偶有發現於住家或市場肉攤砧板下。
生 活 史	漸進變態 卵：1-2 天 若蟲：80 天 成蟲：1 年
危　　害	夜晚活動。

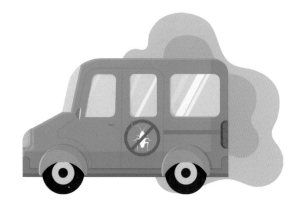

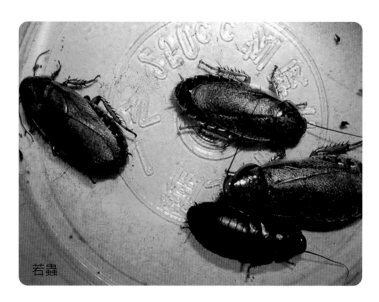

若蟲

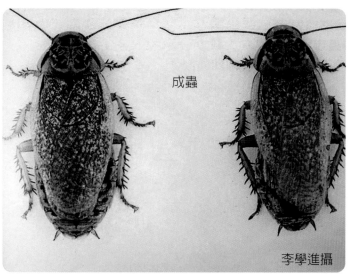

成蟲

李學進攝

中　　名	澳洲蟑螂
學　　名	*Periplaneta australaisae* Febricius
分類地位	蜚蠊目　蜚蠊科
生活習性	蟑螂多聚集於陰暗潮溼棲所，以德國蜚蠊及美洲蜚蠊為例，都會在其蟲體或排遺之糞便上分泌聚集費洛蒙，造成蟑螂的群居行為。
生　活　史	漸進變態 卵：40 天 若蟲：1 年 成蟲：120-180 天
危　　害	夜晚活動於室外。

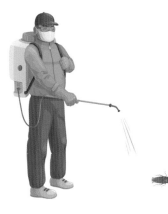

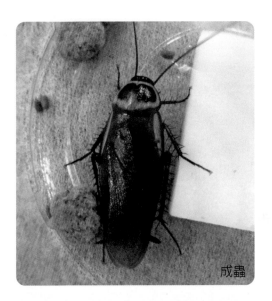

成蟲

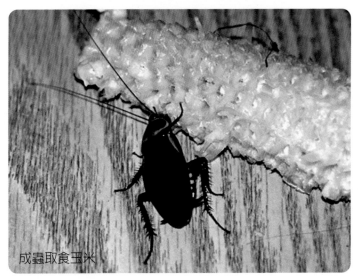

成蟲取食玉米

中　　名	棕帶蟑螂
學　　名	*Supella longipalpa*
分類地位	蜚蠊目　姬蠊科
生活習性	又稱熱帶蟑螂，但於翅亞基部上具兩條淺棕色橫帶。體長 13-15 公釐。淺棕色。雌成蟲翅不達腹部末端；而雄蟲則超過，且翅較細長。雌蟲體軀較雄蟲寬。喜棲息於櫥櫃與廚房，多發生於家屋高處，如壁櫥層架等家具中，所以有時稱之為電視蟑螂（TV roach）或家具蟑螂（furniture cockroach），故常因家具之搬運攜帶而容易助其分散。
生 活 史	漸進變態 卵：2-3 天 若蟲：80 天 成蟲：80 天
危　　害	夜晚活動。

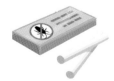

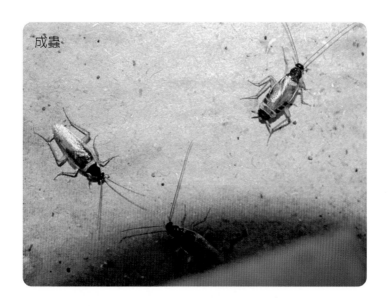

成蟲

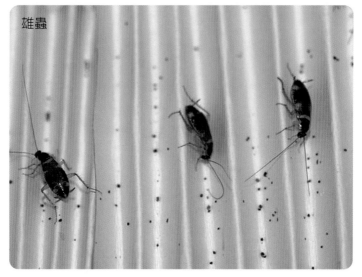

雄蟲

中　　名	潛伏蟑螂
學　　名	*Pycnoscelus surinamensis*
分類地位	蜚蠊目　姬蠊科
生活習性	腹面淡黃至黃棕色，與前胸形成一明顯對比，故亦稱雙色蟑螂。雌雄成蟲翅均發達，前翅前緣有淡黃色縱紋。若蟲為暗色，觸角甚短，基部周緣具黃色輪紋。
生　活　史	漸進變態 卵：卵胎生 若蟲：150 天 成蟲：平均 300 天
危　　害	夜晚活動。

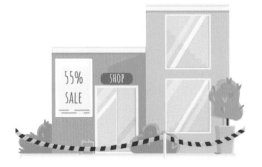

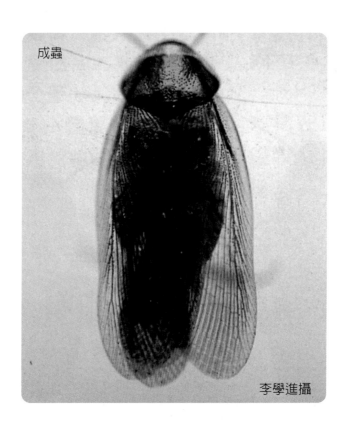

成蟲

李學進攝

中　　名	星斑蛾蚋
學　　名	*Tineria alternata* 或 *Psychoda alternata*
分類地位	雙翅目　蝶蠅科
生活習性	都市中白斑蛾蚋和星斑蛾蚋的幼蟲，主要滋生在含有腐敗有機質的淺水域。廚房的水槽、浸溼抹布、菜瓜布；浴室的洗手台、積水地板。白天活動於室外的淤積排水溝、化糞池和一些有機質較高的積水容器中。
生 活 史	完全變態 卵：2-3 天 幼蟲：5 天 蛹：5 天 成蟲：7 天
危　　害	傷口護理、消毒不良等不慎狀況下是會造成蠅蛆病。

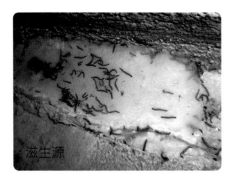

滋生源

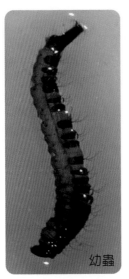

幼蟲

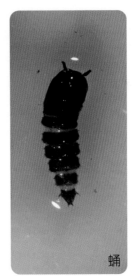

蛹

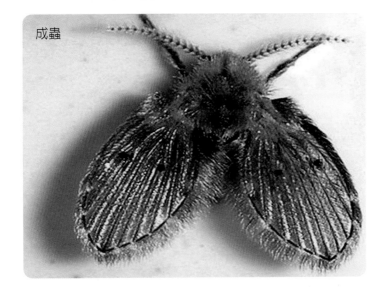

成蟲

中　　名	荔枝椿象
學　　名	*Tessaratoma papillosa*
分類地位	半翅目　荔椿科
生活習性	主要寄主植物為荔枝、龍眼、台灣欒樹與無患子等，其次為柑橘、李、梨、橄欖、香蕉等。
生 活 史	漸進變態 卵：7-12 天 若蟲：60-80 天 成蟲：200-300 天
危　　害	白天活動受到驚擾時會噴出褐色之刺激性臭液，噴出距離可達 1 公尺以上。主要症狀包括刺痛、奇癢、紅腫、灼傷狀、過敏與黑色素沉積等現象。

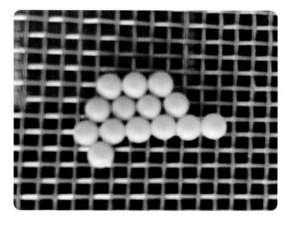

卵

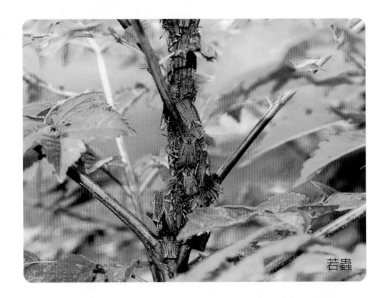

若蟲

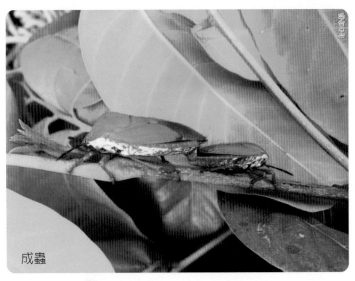

成蟲

中　　名	熱帶臭蟲
學　　名	*Cimex hemipterus*
分類地位	半翅目　床蝨科
生活習性	成、若蟲多棲息於裂縫及黑暗與人類晚上休息的地方，具負趨光性和正向觸性。主要在夜間活動，每分鐘能爬行 1-1.25 公尺。
生 活 史	漸進變態 卵：6-7 天 若蟲：330 天 成蟲：8-9 個月
危　　害	晚上吸血，一次需要咬三個包才吃得飽。

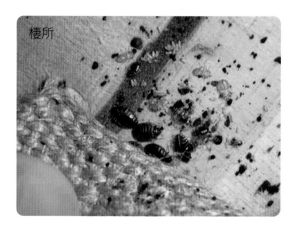

棲所

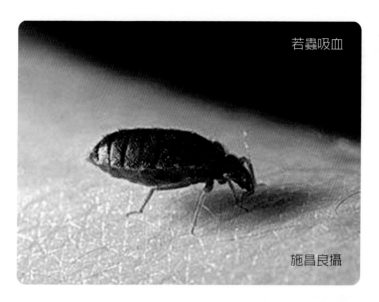

若蟲吸血

施昌良攝

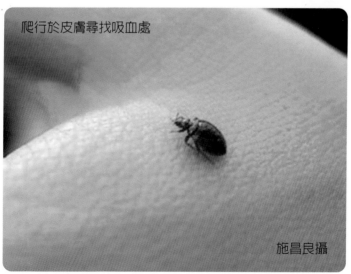

爬行於皮膚尋找吸血處

施昌良攝

中　　名	隱翅蟲
學　　名	*Paederus fuscipes* Curtis
分類地位	鞘翅目　隱翅蟲科
生活習性	捕食鱗翅目幼蟲、蚜蟲、葉蟬、飛蝨、薊馬，食性可因環境的變化而不同。成蟲也會取食腐敗物質，例如：腐肉、糞便、菌類、腐爛水果等。水稻收割期，因棲地受到擾動，藏匿於田中的隱翅蟲便會飛出來。
生 活 史	完全變態 卵：4 天 幼蟲：4-20 天 蛹：3 天 成蟲：壽命 6-11 個月
危　　害	晚上活動，體液內含有有毒之物質，稱隱翅蟲素（pederin），當其爬至人身上時，若以手將其揉死，則隱翅蟲素在皮膚上導致皮膚起泡發炎，一般稱為線狀皮膚炎。

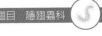

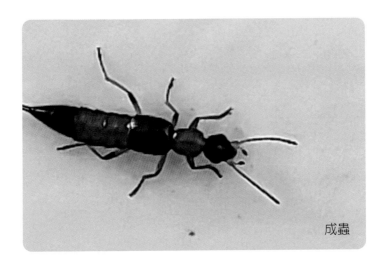

成蟲

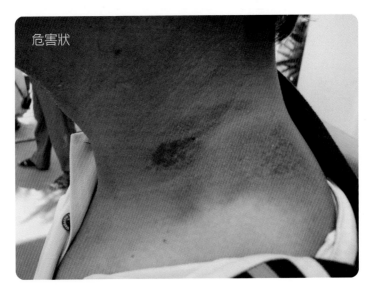

危害狀

中　　名	台灣衣魚
學　　名	*Lepisma saccharina* L.
分類地位	總尾目　衣魚科
生活習性	衣魚（silver fish），俗稱蠹魚、書蟲或衣蟲，全世界約 200 種，大多為野外性，在落葉下、朽木、樹皮、洞窟、蟻巢中生存。
生 活 史	無變態 卵：28 天 仔蟲：約 120 天 成蟲：1 年
危　　害	少數種類生活在室內，危害書籍、衣服、穀類等物品或食物。

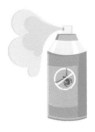

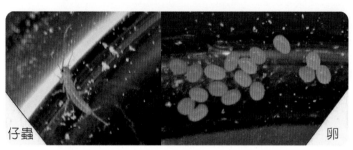

仔蟲　　　　　　　　　　卵　王昇陽攝

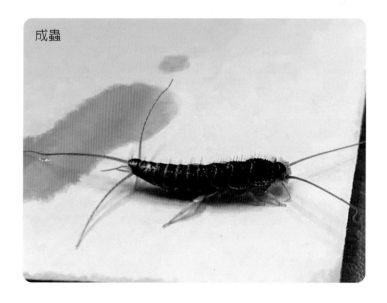

成蟲

中　　名	嚙蟲
學　　名	*Lipocelis bostrichophila*
分類地位	嚙蟲目　書蝨科
生活習性	嚙蟲以生長在潮溼壁紙表面及地板、木材等反面及間隙的真菌、菌絲為食，喜環境潮溼、高溫、通風不良處。白天活動於新屋與新裝潢的房屋等，因屋體潮溼，加上環境適溫、通風不良，嚙蟲就能在短時間內大量發生，有利真菌的生長，因此助長嚙蟲的危害。
生 活 史	漸進變態 卵：4-6 週 幼蟲：4-6 週 成蟲：4-6 週
危　　害	騷擾性害蟲。危害範圍甚廣，除了在奶粉、米、燕麥片、魚飼料、衛生棉、動植物及真菌標本等物品中被發現外，亦曾在臥床病患的腳趾甲中被發現。

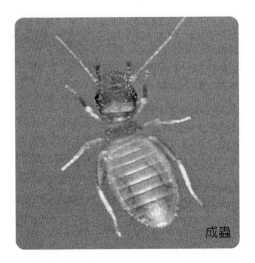

成蟲

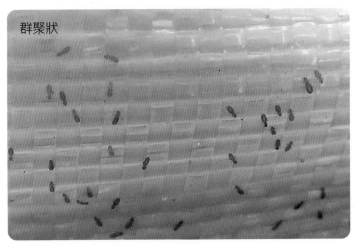

群聚狀

資料來源：https://web.tari.gov.tw/spel/

中　　名	蕈蚋
學　　名	*Prosciara furtiva*
分類地位	雙翅目　蕈蚋科
生活習性	蕈蚋幼蟲在戶外大多取食植物汁液，在居家中則取食微小植物體，如真菌及黴菌等，當居家溼度上升，增加了真菌及黴菌的數量，也增加了蕈蚋的食物來源。
生活史	完全變態 卵：5-6 幼蟲：19 天 蛹：3-4 天 成蟲：11 天
危　　害	白天活動，蕈蚋不吸血、不破壞木材或裝潢，但通常會同時大量的出現，因蕈蚋具有飛行的能力，常會在居家中飛行，尤其是光源下方常會有大量的蕈蚋屍體出現，對居家帶來莫大的困擾。蕈蚋成蟲壽命不長，約 2-5 天會自行死亡。

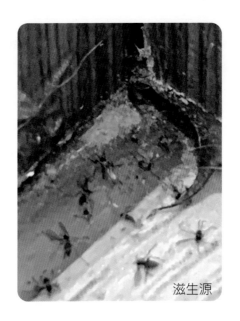

滋生源

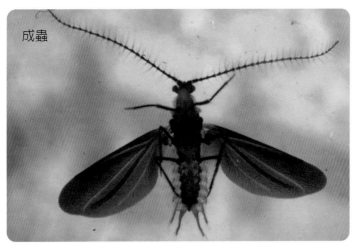

成蟲

中　　名	縮頸姬薪蟲
學　　名	*Cartodere constricta*
分類地位	鞘翅目　姬薪甲科
生活習性	發生於室內的潮溼牆壁與壁紙或裝潢木料間未乾燥，使得真菌及黴菌得以滋生於木頭上或牆壁上，提供此類甲蟲的食物來源。會取食居家環境中的黴菌，例如：縮頸姬薪蟲（*Cartodere constricta*），牠的英文名為「plaster beetle」，意為石膏牆上的甲蟲，頗能顯示牠們的習性。
生 活 史	完全變態 卵：54 天 幼蟲：54 天 成蟲 54 天
危　　害	白天活動具趨光性，常因光源或水氣被吸引至窗邊、水槽、燈具附近並發現其蹤跡，對人類來說屬於騷擾性害蟲。

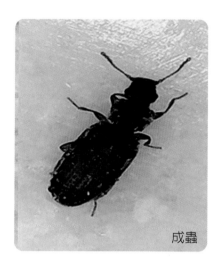

成蟲

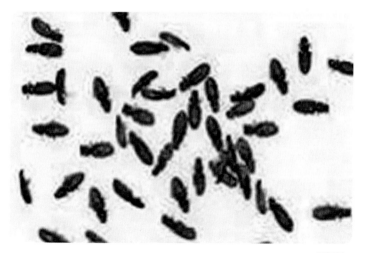

群聚

中　名	跳蟲	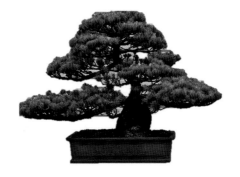

學　名	*Orchesella* sp.
分類地位	彈尾目　長角跳蟲科
生活習性	跳蟲喜歡潮溼環境，所以室內有跳蟲時，應該要意識到「可能有某些地方很潮溼」。尤其有木作裝潢、木地板、高架地板或潮溼滲水處，問題都有可能迅速惡化。
生 活 史	無變態 卵：4.3 天 仔蟲：9.8 天 成蟲：28.4 天
危　害	白天活動，帶有腐植質的盆栽土壤就須注意是否有滋生跳蟲，一不小心就可能帶入室內。

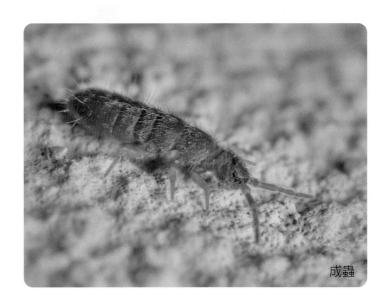

成蟲

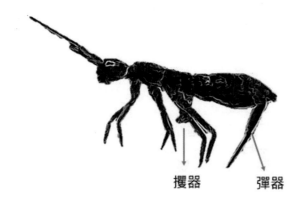

攫器　　彈器

中　　名	蜈蚣 蚰蜒
學　　名	不明
分類地位	蜈蚣目　蜈蚣科
生活習性	節肢動物門唇足綱（Chilopoda）之種類，俗稱百足蟲。體細長，背腹扁平，胸部及腹部癒合為軀幹部。 軀幹部除最後二或三體節外，每一體節具有一對足，適宜快速爬行。
生 活 史	漸進變態 卵－若蟲－成蟲：1-3 年
危　　害	晚上活動它們白天大多藏匿於土中、石下、倒木之鬆裂樹皮下、腐爛之木材、落葉或植物碎屑中；而於夜間活動，以減少水分之散失。偶而經由門下、窗戶縫隙或水管爬入廚房或浴室。

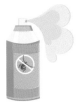

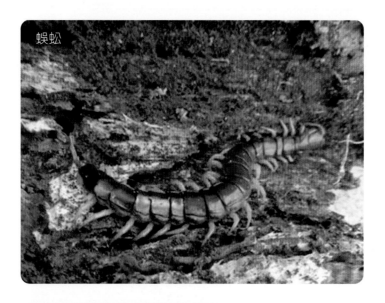

蜈蚣

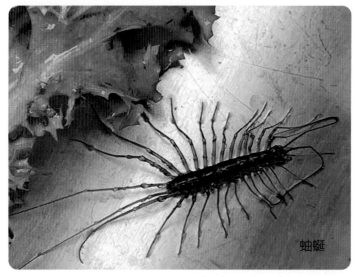

蚰蜒

中　　名	磚紅厚甲馬陸
學　　名	*Trigoniulus corallinus*
分類地位	山蛩目　厚甲馬陸科
生活習性	馬陸通常棲息於室外之石頭、朽木、腐菜、稻草堆、木材堆下及其他潮溼陰暗之隱蔽處。 取食潮溼腐爛之植物或動物屍體，然而並未發現對農作物會有明顯之危害。 一個體節兩對足。
生 活 史	漸進變態 卵：尚無確切資料 若蟲：1 年 成蟲：尚無確切資料
危　　害	防禦腺具有腐蝕性，若觸及皮膚會造成刺激腫脹，引起水泡性皮膚炎；眼睛或口之接觸可能造成嚴重發炎。

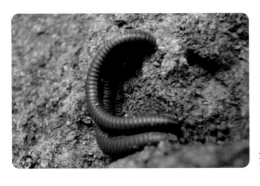

交配

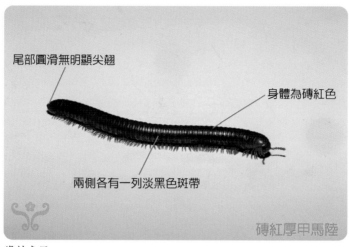

尾部圓滑無明顯尖翹

身體為磚紅色

兩側各有一列淡黑色斑帶

磚紅厚甲馬陸

資料來源：http://dobug.nmns.edu.tw/home-pests/non-insects/C001/001/

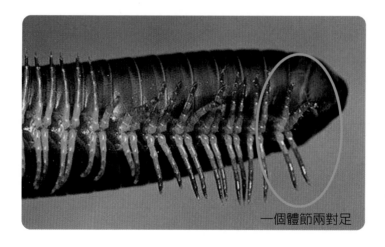

一個體節兩對足

中　　名	衣蛾
學　　名	*Tineola bisselliella*
分類地位	鱗翅目　衣蛾科
生活習性	幼蟲生活於居家牆壁或衣櫃環境，以磚屑、灰塵及纖維吐絲結巢，形狀像橢圓形的扁袋子。幼蟲會吐絲作繭，兩端開口供取食及行動。幼蟲在繭中成長，化蛹時仍在繭中，直到成蟲羽化為止。
生 活 史	完全變態 卵：10 天 幼蟲：50 天 蛹：15 天 成蟲：15 天
危　　害	幼蟲以布料、毛料等纖維為食，成蟲後就不再進食，成蟲將卵產在皮毛、羽毛、皮品、毛或汙穢的絲綢上。白天活動幼蟲及繭較常見，常在樓梯間、牆角及不常移動之櫃櫥後發現其蹤跡。

蛹殼及巢袋

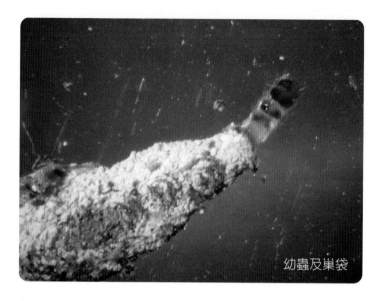

幼蟲及巢袋

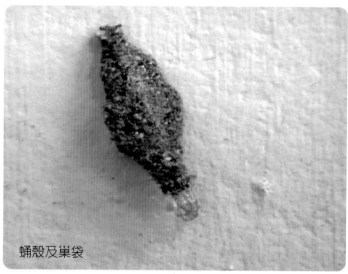

蛹殼及巢袋

中　　名	蚋
學　　名	不詳（科名：Simuliidae）
分類地位	雙翅目　蚋科
生活習性	成蟲棲息於野草上及河邊灌木叢，飛行距離達 2-10 公里。卵幼蟲見於清淨流水中。蚋出現於春、夏、秋三季，以 6-7 月為活動高峰。整個生活史 2-3.5 個月。雌蚋壽命約 2 個月，以卵或幼蟲在水下越冬。
生 活 史	完全變態 卵：不詳 幼蟲：不詳 蛹：不詳 成蟲：不詳
危　　害	白天吸血，蚋可傳播盤尾絲蟲病。人被蚋刺叮，特別是大量刺叮可引起皮膚炎，可有強烈的過敏性反應，繼發感染淋巴腺炎、淋巴管炎及「蚋熱」。

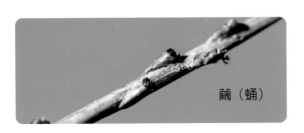

繭（蛹）

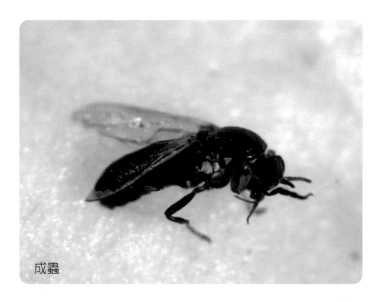

成蟲

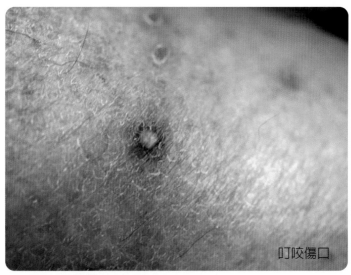

叮咬傷口

中　　名	貓蚤
學　　名	*Ctenocephalides felis*
分類地位	蚤目　蚤科
生活習性	成蟲體型微小，無翅，左右扁平，具刺吸式口器。成蟲外寄生於哺乳動物，吸血為生（襪緣附近）。 幼蟲體長，蠕蟲形，無足，具咀嚼式口器，營自由生活。以有機質和成蟲血便為食，化蛹於繭內。室內棲息於畜舍、住宅地板縫隙、倉庫、地下室等處；戶外則在建築物附近之草坪或寵物之窩。
生　活　史	完全變態 卵：2-4 天 幼蟲：5-11 天 蛹：7-14 天 成蟲：數週至半年
危　　害	白天吸血，鼠蚤可傳播鼠疫（黑死病）。每年以四至七月為高峰。

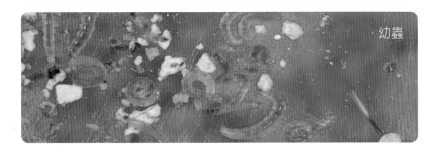

幼蟲

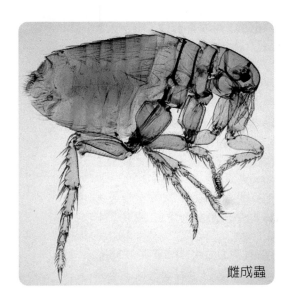

雌成蟲

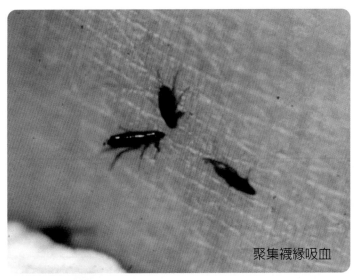

聚集襪緣吸血

中　　名	塵蟎
學　　名	*Dermatophagoides* spp.
分類地位	蟎蜱目　塵蟎科
生活習性	發生於居住環境中棉被、枕頭、彈簧床、床墊、地毯、沙發與衣物等富含纖維之處。常以自然纖維、食物碎屑、無機物、灰塵、花粉、真菌菌絲、孢子、昆蟲屍體碎片、人畜皮膚分泌代謝物或糞便為食。
生 活 史	漸進變態 卵：8 天 若蟲：5-6 天 後若蟎：5-6 天 成蟎：2 個月
危　　害	經證實是極強的過敏原，其分泌物、排泄物及蟲體，若經呼吸道進入人體，會刺激鼻黏膜或支氣管、氣管的黏膜，使組織不穩定，當呼吸道受刺激，即引發過敏性鼻炎的症狀（打噴嚏、流鼻水、鼻癢、鼻塞或氣喘），而塵蟎引起的過敏疾病有氣喘、過敏性鼻炎、眼睛過敏（紅、癢、流淚）、異位性皮膚炎、兒童期溼疹及蕁麻疹等。

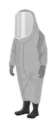

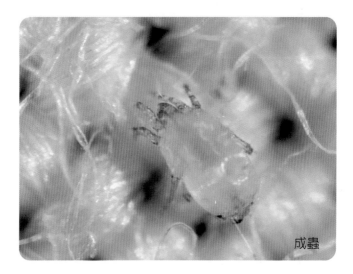

成蟲

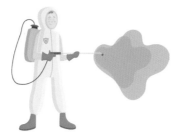

中　　名	小黃家蟻 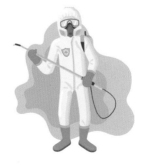
學　　名	*Monomorium pharaonis*
分類地位	膜翅目　蟻科
生活習性	螞蟻為住家環境中普遍存在的昆蟲。喜棲息於室內夾層縫隙中，室內之工蟻喜歡甜食、油脂、穀物、廚餘或各種食品碎屑。
生 活 史	完全變態 卵：37 天 幼蟲：37 天 蛹：37 天 成蟲：37 天
危　　害	居家環境中最常見的螞蟻，由於可能攜帶病原菌，傳播疾病，居家害蟲最重要之一。

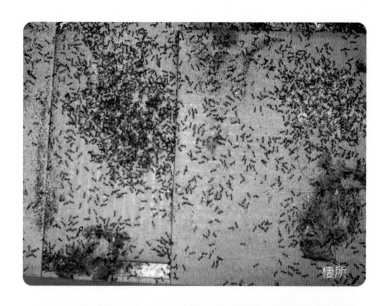

棲所

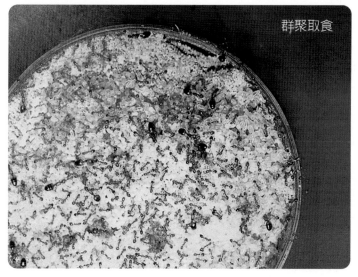

群聚取食

中　　名	長腳捷蟻
學　　名	*Anoplolepis gracilipes*
分類地位	膜翅目　蟻科
生活習性	其巢穴就在樹幹中，因此極容易被運送木材的船隻攜帶，進而傳播到別的地區。
生 活 史	完全變態 卵：4 天 幼蟲：15 天 蛹：7 天 成蟲：雄蟲約 20-87 天 　　　　雌蟲約 157 天
危　　害	長腳捷蟻會利用蚜蟲、介殼蟲和其他胸喙類昆蟲獲取蜜露。長腳捷蟻對蚜蟲的依賴性十分之大。

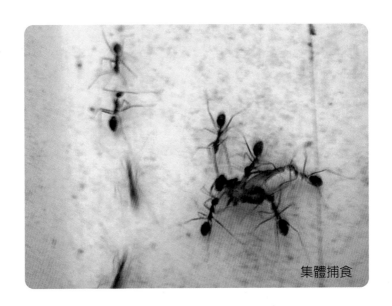

集體捕食

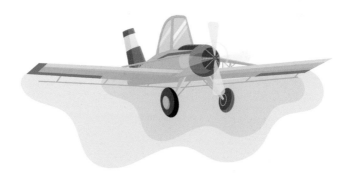

中　　名	雙疣琉璃蟻
學　　名	*Dolichoderus bituberculatus*
分類地位	膜翅目　蟻科
生活習性	棲地環境主要是海拔 500-600 公尺以下的山麓環境，以竹林、次生林、雜木林、果園、檳榔園等環境為主，藏生於草叢糾結樹葉上築窩（不築巢）。
生 活 史	完全變態 卵：不詳 幼蟲：不詳 蛹：不詳 成蟲：1-6 個月
危　　害	大雨前或氣候乾熱即入侵村落、農舍、社區、學校、廟宇等人為環境。若家住一樓較易受害。

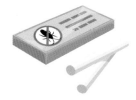

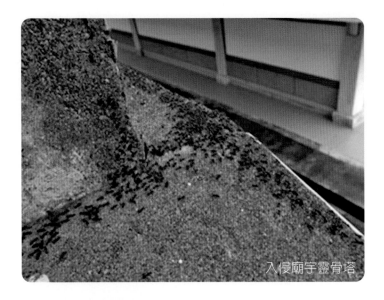

入侵廟宇靈骨塔

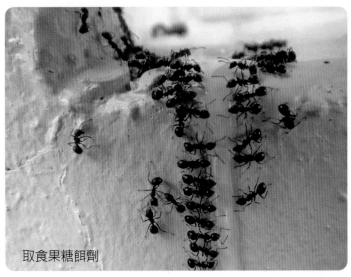

取食果糖餌劑

中 名	入侵紅火蟻
學 名	*Solenopsis invicta*
分類地位	膜翅目　火蟻科
生活習性	一般住家不會出現入侵紅火蟻，入侵紅火蟻需要在有泥土的環境中築巢，故民眾不必恐慌。氣候突然變冷或下大雨的時候，可能會有大量的火蟻自戶外闖入。
生 活 史	完全變態 卵：180 天 幼蟲：180 天 蛹：180 天 成蟲：1-6 個月
危 害	若家住一樓，需預防可能有紅火蟻工蟻跑到家中找食物。紅火蟻的攻擊只會發生局部紅腫伴隨如火灼傷般的疼痛，隨後會有極癢的膿泡出現，約 2-3 週才會恢復。

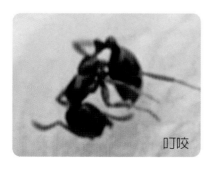

叮咬

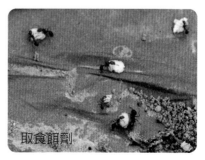

取食餌劑

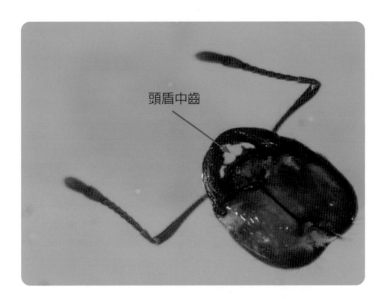

頭盾中齒

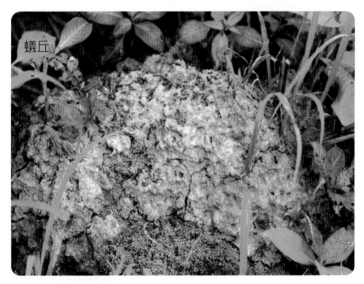

蟻丘

中　　名	黑頭荒蟻
學　　名	*Tapinoma melanocephalum*
分類地位	鞘翅目　蟻科
生活習性	築巢在地面、樹皮下、果園及室內。螞蟻受驚擾後，釋放出分泌物，遇空氣呈樹脂色，伴有酸臭味。
生 活 史	完全變態 卵：無資料 幼蟲：無資料 蛹：無資料 成蟲：無資料
危　　害	可以傳播如腸桿菌（*Enterobacter cloacae*）和金黃色葡萄球菌（*Staphylococcus* sp.）的病原菌，愛吃甜食及油脂類食物。

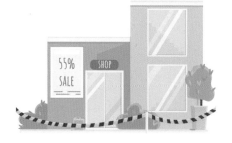

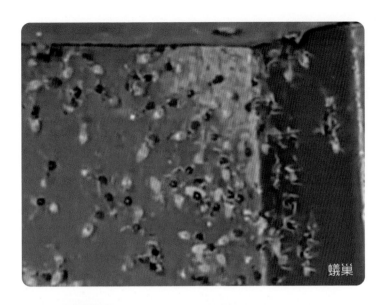

蟻巢

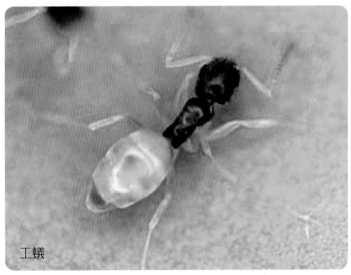

工蟻

中　　名	搖蚊
學　　名	不詳
分類地位	雙翅目　搖蚊科
生活習性	幼蟲生活於溝渠、湖泊、水底的泥砂中，可耐缺氧環境，受驚擾時躲藏於淤泥或砂粒中。食料包括沉積於水底中的有機物碎屑、藻類、細菌、水生動植物殘體等。
生 活 史	完全變態 卵：數日至數週 幼蟲：4-5 月 蛹：1-2 天 成蟲：1-3 天
危　　害	大爆發時入侵民宅造成騷擾。

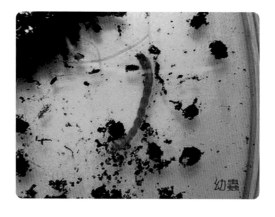

幼蟲

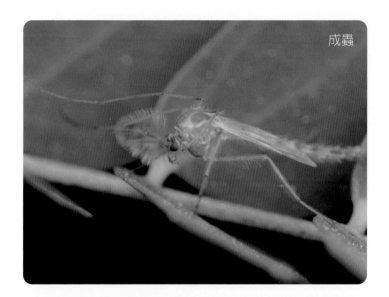

成蟲

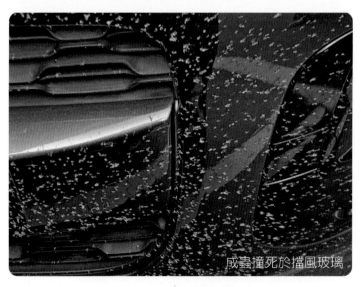

成蟲撞死於擋風玻璃

中　　名	粉斑螟蛾
學　　名	*Cadra cautella* Walker
分類地位	鱗翅目　螟蛾科
生活習性	粉斑螟蛾成蟲產卵於穀物或藥材片屑間，孵化幼蟲在穀物或藥材片屑表面，吐絲結繭於其中，藏匿其中取食危害，幼蟲老熟後亦綴絲化蛹，致穀物或藥材變質及發臭，失去商品價值。
生 活 史	完全變態 卵：4-7 天 幼蟲：16-31 天 蛹：6-7 天 成蟲：5-7 天
危　　害	米穀、米糠、種子、玉米、大豆、蒜頭、花生、麵粉、奶粉、香料、糖果、巧克力、藥材、昆蟲標本等，食性甚雜。

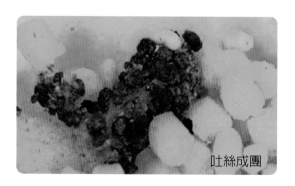

吐絲成團

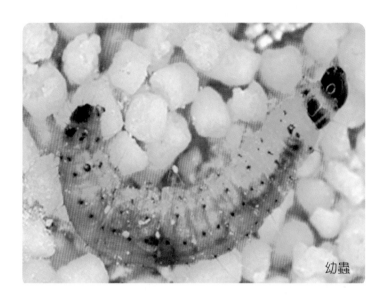

幼蟲

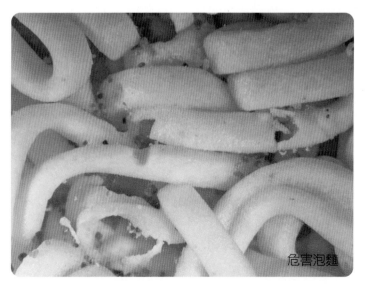

危害泡麵

中　　名	印度谷蛾
學　　名	*Plodia interpunctella*
分類地位	鱗翅目　捲蛾科
生活習性	卵產在糧粒表面或包裝品縫隙中，孵化幼蟲黏入糧粒間危害，喜在糧食表面吐絲成繭或綴糧粒成塊，匿伏其中，並排出大量帶有臭味的紅色糞便，被害糧食極易發霉變質。
生 活 史	完全變態 卵：2-17 天 幼蟲：22-25 天 蛹：4-33 天 成蟲：4-20 天
危　　害	穀類及其製成品、豆類、油料及籽餅、各種乾鮮果、乾蔬菜、各種植物種子、奶粉、香料、糖果、蜜餞果品、生藥材、菸葉、昆蟲樣本等。

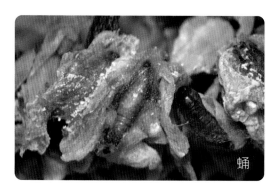

蛹

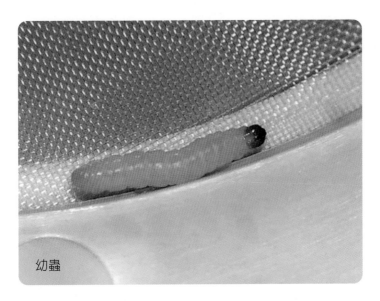

幼蟲

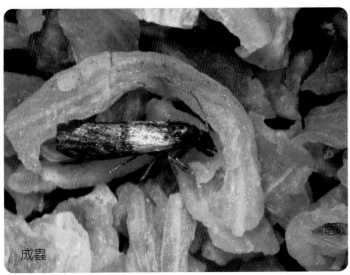

成蟲

中　　名	擬步行蟲
學　　名	*Tenebrio molitor*
分類地位	鞘翅目　擬步行蟲科
生活習性	糧倉中，擬步行蟲成蟲喜歡躲藏在黑暗潮溼處，因此常聚集在糧食堆的下層或碎屑中。
生 活 史	完全變態 卵：7-8 天 幼蟲：122 天 蛹：7 天 成蟲：50 天
危　　害	擬步行蟲入侵的乾物料會因幼蟲的排泄物或死亡腐爛導致嚴重發霉，且部分乾物料會被成蟲與幼蟲啃食成支離破碎狀或粉狀。

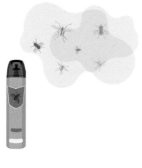

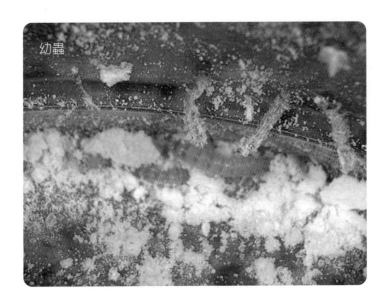

幼蟲

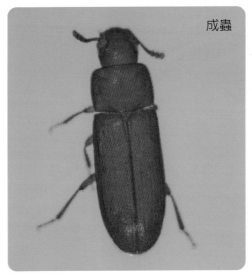

成蟲

中　　名	甘薯蟻象
學　　名	*Cylas formicarius*
分類地位	鞘翅目　象鼻蟲科
生活習性	於土表活動成蟲取食薯塊產卵其中。家中儲存甘薯易受其危害。
生 活 史	完全變態 卵：2-25 天 幼蟲：19 天 蛹：8 天 成蟲：110 天
危　　害	成蟲對不同時期之薯塊之嗜好程度，似無明顯差異。幼蟲鑽蝕薯塊造成「臭香」。

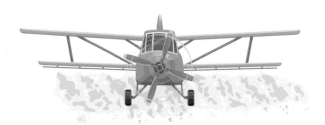

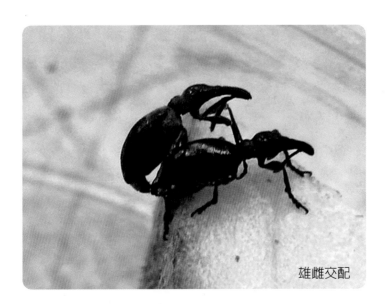

雄雌交配

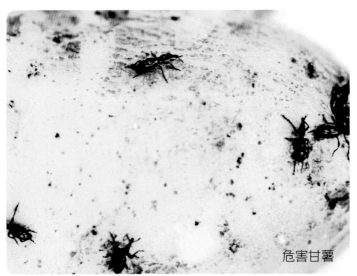

危害甘薯

中　　名	穀蠹
學　　名	*Rhizopertha dominica*
分類地位	鞘翅目　長蠹蟲科
生活習性	成蟲及幼蟲均以危害穀類為主或蓮子心，幼蟲孵化後即嚙食蓮子心內部，老熟幼蟲即在蓮子心內化蛹。
生 活 史	完全變態 卵：6-8 天 幼蟲：26-157 天 蛹：4-8 天 成蟲：93-337 天
危　　害	主要危害穀物，亦會蛀食木材、竹器，留下蛀孔可供其他害蟲的潛伏。發生嚴重時，常能引起積穀發熱，導致積穀變質。

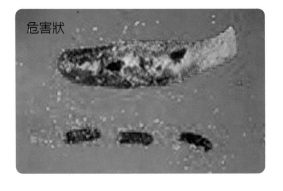

危害狀

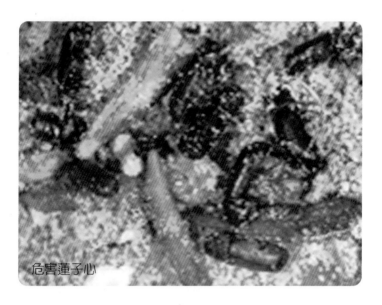

危害蓮子心

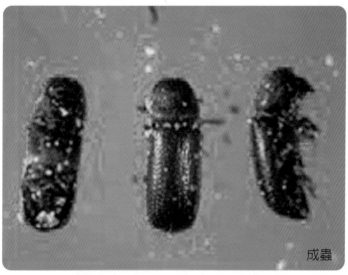

成蟲

中　　名	菸甲蟲
學　　名	*Lasioderma serricorne*
分類地位	鞘翅目　食骸蟲科
生活習性	食性甚雜，包裝食物被害時穿小孔，侵入內部危害，並吐絲結塊，幼蟲潛伏在其中取食。幼蟲體長 4 公釐，乳白色，成熟時呈灰白色。
生 活 史	完全變態 卵：5-12 天 幼蟲：33-61 天 蛹：3-6 天 成蟲：13-39 天
危　　害	幼蟲蛀食中藥材造成質量上之損失，花萼及花序被穿孔，影響商品價值，被害花瓣脫落形成碎屑狀響品質。

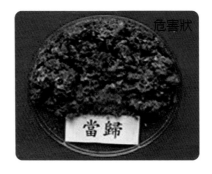

危害狀

當歸

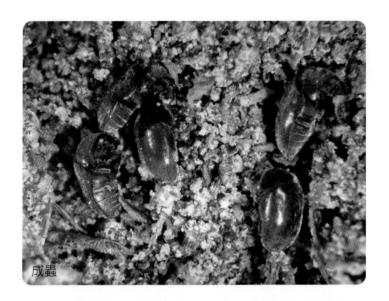

成蟲

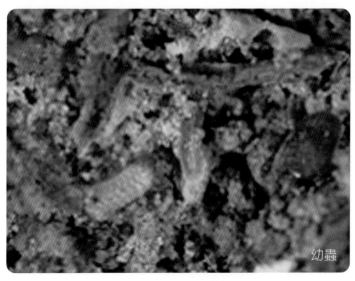

幼蟲

中　　名	咖啡果小蠹
學　　名	*Hypothenemus hampei*
分類地位	鞘翅目　小蠹蟲科
生活習性	主要危害咖啡之生豆及熟豆，且在咖啡青果時造成極高之危害率。儲存不當極易發生。
生活史	完全變態 卵：4 天 幼蟲：15 天 蛹：7 天 成蟲：雄蟲約 20-87 天 　　　　雌蟲約 157 天
危　　害	咖啡屬植物之果實，是咖啡種植時最重要害蟲之一。幼果被害後造成腐爛變黑，果實脫落。

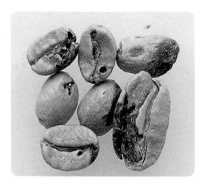

危害生豆

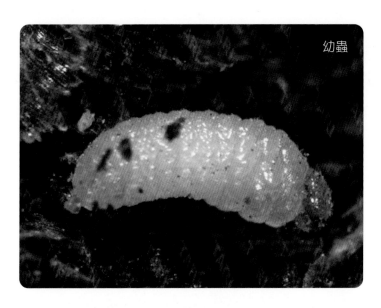

幼蟲

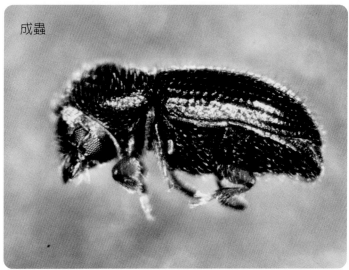

成蟲

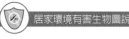

中　　名	台灣家白蟻
學　　名	*Coptotermes formosanus*
分類地位	蜚蠊目　象白蟻科
生活習性	在全台低海拔地區皆有分布（<500 公尺），分飛離巢的季節在五至七月，傍晚初夜時刻，通常伴隨著大雨前後離巢而出，因此被稱為大水蟻。
生 活 史	漸進變態 卵：不詳 若蟲：不詳 成蟲：不詳
危　　害	本屬土木兩棲，環境適應能力很強，繁殖快速，牠們只會在木材或土中蛀蝕穿孔成道，蟻道比家白蟻喜窄，具群體分散的特質，故稱散白蟻屬。巢形一般不大，主要危害木建房屋或門框、地板、書籍、紙箱等，日積月累所造成的破壞性很大。

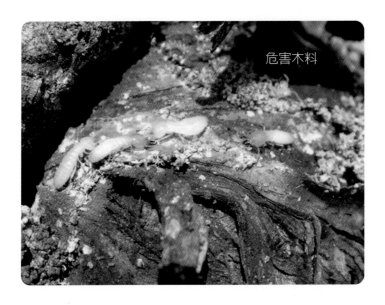

危害木料

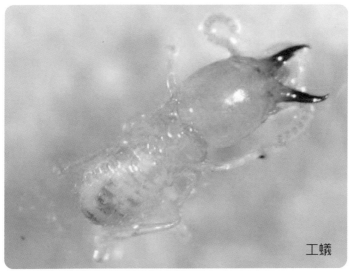

工蟻

中　　名	黃肢散白蟻
學　　名	*Reticulitermes flaviceps*
分類地位	蜚蠊目　象白蟻科
生活習性	本屬土木兩棲，環境適應能力很強，繁殖快速，牠們只會在木材或土中蛀蝕穿孔成道，蟻道比家白蟻喜窄，具群體分散的特質，故稱散白蟻屬。巢形一般不大，主要危害木建房屋或門框、地板、書籍、紙箱等，日積月累所造成的破壞性很大。
生　活　史	漸進變態 卵：不詳 若蟲：不詳 成蟲：不詳
危　　害	以木材為主食，包括木建築、木製裝潢、木質家具，但是也會危害各類型的植物製品，包括紙張、棉麻衣物、包覆電纜的橡膠等。

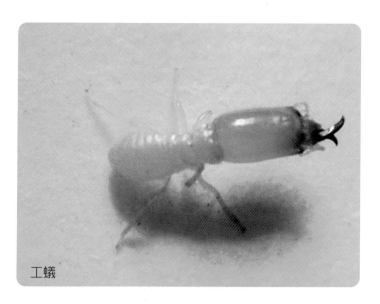

工蟻

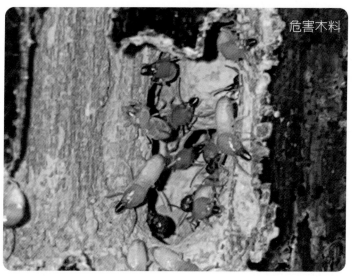

危害木料

中　　名	格斯特家白蟻
學　　名	*Coptotermes gestroi*
分類地位	蜚蠊目　象白蟻科
生活習性	與台灣家白蟻生活習性相近，台灣家白蟻在全台低海拔地區皆有分布（<500公尺），分飛離巢的季節在5-7月，傍晚初夜時刻，通常伴隨著大雨前後離巢而出，因此被稱為大水蟻。與台灣乳白蟻一樣屬於會快速消耗木頭的害蟲，現在已入侵非洲鄰近的群島、西印度群島、美國以及墨西哥。
生活史	漸進變態 卵：不詳 若蟲：不詳 成蟲：不詳
危　　害	主要棲息於建築物、文物、車船、橋梁、鐵道枕木、電線、電纜、書籍、糧食、樹木等，於居家或戶外活動，戶外個體地棲，能築樹枝狀隧道攀附建物，其高可達1公尺以上，也能快速分解地面的木材纖維提供養分給植物，本種蟻巢較大，由土質、木質或白蟻糞便和分泌的唾液所組成，巢形不一。

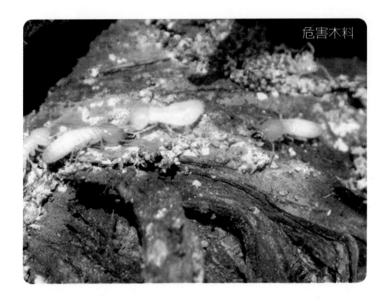

危害木料

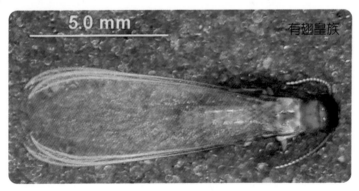

5.0 mm

有翅皇族

資料來源：https://taieol.tw/files/muse_taieol/muse_styles/

中　　名	截頭堆砂白蟻
學　　名	*Cryptotermes domesticus*
分類地位	蜚蠊目　象白蟻科
生活習性	本屬土木兩棲，環境適應能力很強，繁殖快速，牠們只會在木材或土中蛀蝕穿孔成道，蟻道比家白蟻喜窄，具群體分散的特質，故稱散白蟻屬，巢形一般不大，主要危害木建房屋或門框、地板、書籍、紙箱等，日積月累所造成的破壞性很大。
生 活 史	漸進變態 卵：不詳 若蟲：不詳 成蟲：不詳
危　　害	危害橡膠木材及其所製成的家具。截頭堆砂白蟻成、幼蟲在橡膠木材內串蛀所形成的不定形隧道內取食危害，使木材失去經濟價值。

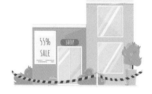

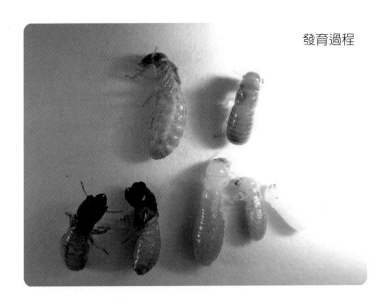

發育過程

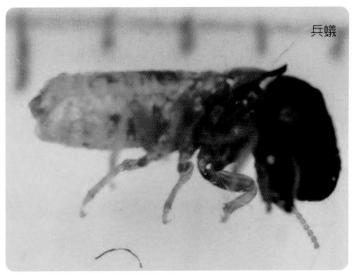

兵蟻

中　　名	黑翅土白蟻（台灣土白蟻）
學　　名	*Odontotermes formosanus* Shiraki
分類地位	蜚蠊目　象白蟻科
生活習性	屬土棲性白蟻，在土壤中築巢，並在巢腔中修建菌圃來培育共生真菌。棲息於植被茂盛的樹林、竹林等地帶。
生 活 史	漸進變態 卵：不詳 若蟲：工蟻 16 天、兵蟻 23 天 有翅成蟲：約 7-14 天
危　　害	喜歡採集枯死的植物、乾枯的斷枝落葉和樟樹、桉樹等樹木的外表皮（屬於死皮部分）來取食和修建菌圃，一般不吃活的植物和剛砍伐的新鮮木材。

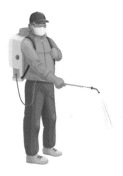

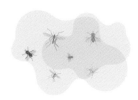

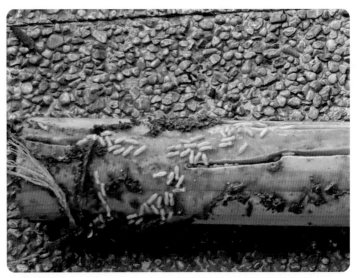

危害樹木

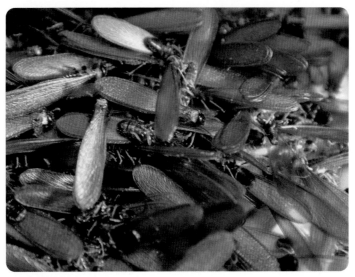

有翅皇族

中　　名	溝鼠
學　　名	*Rattus norvegicus*
分類地位	齧齒目　鼠科
生活習性	又稱挪威鼠（norway rat）、褐鼠（brown rat）體大型，鼻部較鈍，腹部灰白色，尾較體略短，上層為暗色，下層為白色。眼和耳較小。
生 活 史	善於挖洞。活動場所：多活動於地面，如庭院內外及排水溝中，經常在房舍牆角、豬舍、養雞場、排水溝邊、綠籬樹叢下、花台下、廢棄物堆積處及垃圾堆下挖洞而居。
危　　害	多在建物附近之地下挖穴，較少在室內築巢。易產生危害：老鼠身上不但攜帶多種病原體，且會傳染疾病，其糞尿也會造成人類健康危害。且老鼠會破壞農作物，汙染人類糧食而造成食物無法保存或食用，啃咬水管而造成漏水、破壞門窗、家具或裝潢，甚至咬破室內電線而造成電器短路或引起火災。

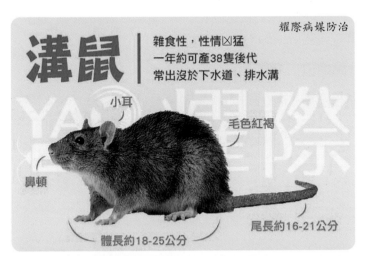

耀際病媒防治

溝鼠

雜食性，性情凶猛
一年約可產38隻後代
常出沒於下水道、排水溝

小耳

毛色紅褐

鼻頓

尾長約16-21公分

體長約18-25公分

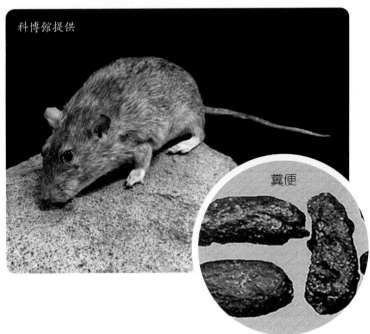

科博館提供

糞便

中　　名	屋頂鼠
學　　名	*Rattus rattus*
分類地位	齧齒目　鼠科
生活習性	又稱玄鼠、黑鼠（black rat）、船鼠（ship rat）、家鼠（house rat），體中型，鼻部較尖，腹部黃褐色或灰白色，成鼠體重約 150-180 公克。尾較體為長，上下均呈暗色，鱗片較細。耳大而豎立，眼大且突出。善於攀爬。糞粒呈臘腸形。
生 活 史	活動場所：大多在房舍內的天花板、閣樓等較高處活動。但大樓的地下室、車庫、倉庫內以及排水溝、室外的樹叢間亦常見其存在。
危　　害	啃咬電線（容易引起火災）及一切老鼠咬得動的物品來磨牙。老鼠有打洞的習性，容易造成建築物的損害導致危險。老鼠生活在混亂骯髒的環境，容易成為鼠蚤、傳染病的帶原者，將病菌傳染至人類身上。

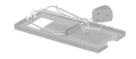

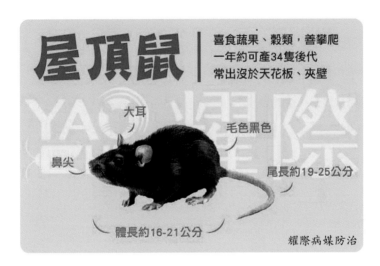

屋頂鼠

喜食蔬果、穀類，善攀爬
一年約可產34隻後代
常出沒於天花板、夾壁

大耳

鼻尖

毛色黑色

尾長約19-25公分

體長約16-21公分

耀際病媒防治

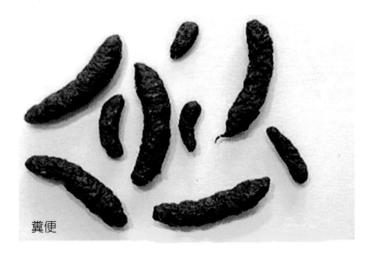

糞便

中　　名	家鼷鼠
學　　名	*Mus musculus* Linnaeus
分類地位	齧齒目　鼠科
生活習性	又稱小月鼠、小家鼠，體型小而纖細，鼻部尖，重約 12-20 公克。尾約與體長相等，上下均呈暗色，鱗片細小。眼突出，耳中大型而突豎。糞粒小，呈紡錘狀。 分布範圍：常在距食物3-5公尺範圍內。
生 活 史	活動場所：房舍地面上的任何隱蔽處，如夾壁間、箱盒內、櫥櫃後、冰箱下、抽屜及貯藏室等，均可見其活動。
危　　害	主要危害期為作物收穫季節。危害時一般不咬斷植株，只盜食穀穗，受害株很少倒伏。而在居民區內的危害很大，無孔不入，往往嚙咬衣服、食品、家具、書籍，其他家用物品均可遭其破壞和汙染。同時大量出入於人類的住所，可傳播某些自然疫源性疾病。

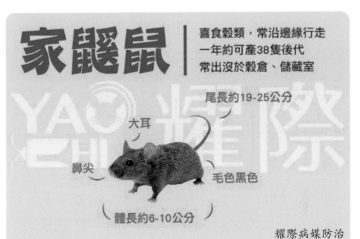

家鼴鼠

喜食穀類，常沿邊緣行走
一年約可產38隻後代
常出沒於穀倉、儲藏室

尾長約19-25公分

大耳

鼻尖

毛色黑色

體長約6-10公分

耀際病媒防治

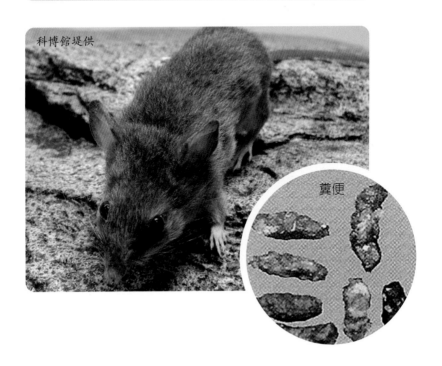

科博館提供

糞便

中　　名	錢鼠
學　　名	*Suncus murinus*
分類地位	食蟲目　鼩鼱科
生活習性	活動場所：在庭院地面上活動，經常出入房舍內，雖不危害住家設備，但其分泌之惡臭及排泄物之汙染，令人不堪忍受。捕食昆蟲為生，如：蟑螂。
生 活 史	體側有分泌惡臭之腺孔，行走時常作擲錢聲，故名錢鼠。糞粒大，內常有幾丁質之蟲殼。
危　　害	錢鼠雖不似家鼠類以咬嚙物品危害，但由於錢鼠之外寄生蟲與家鼠類之外寄生蟲大多雷同，包括蚤類、蝨類、蟎類、蜱類，其中不乏與疾病有關者，如印度鼠蚤、恙蟲等，故亦為重要的一種病媒動物。

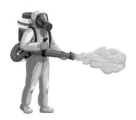

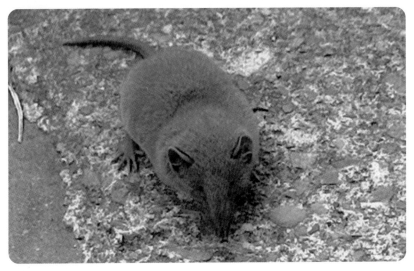

潔昇環保科技企業社

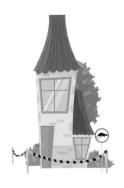

MEMO

MEMO

....

....

....

....

....

....

....

....

....

....

....

....

MEMO

國家圖書館出版品預行編目資料

居家環境有害生物圖說 ／ 唐政綱、施昌良、
唐立正、台中市病媒防治商業同業公會作.
-- 初版. -- 臺北市 ： 五南圖書出版股份有
限公司, 2023.11
　面 ；　公分
ISBN 978-626-366-752-5(平裝)

1.CST: 病媒防制 2.CST: 有害生物
3.CST: 居家環境衛生
412.49　　　　　　　　　112018178

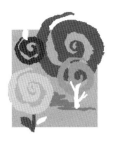

4N06

居家環境有害生物圖說

作　　　者	―	唐政綱、施昌良、唐立正
		台中市病媒防治商業同業公會
發 行 人	―	楊榮川
總 經 理	―	楊士清
總 編 輯	―	楊秀麗
副總編輯	―	李貴年
責任編輯	―	何富珊
封面設計	―	姚孝慈
出 版 者	―	五南圖書出版股份有限公司
地　　　址	：	106 台北市大安區和平東路二段
		339 號 4 樓
電　　　話	：	(02)2705-5066
傳　　　真	：	(02)2706-6100
網　　　址	：	https://www.wunan.com.tw
電子郵件	：	wunan @ wunan.com.tw
劃撥帳號	：	01068953
戶　　　名	：	五南圖書出版股份有限公司
法律顧問		林勝安律師
出版日期		2023 年 11 月初版一刷
定　　　價		新臺幣 280 元